CONSIDÉRATIONS

SUR LES

SUITES DE COUCHES

ET

SOINS A DONNER AUX NOUVELLES ACCOUCHEES

PAR

Jérôme MAZARS,

Docteur en médecine de la Faculté de Paris.

PARIS

HENRI REY, LIBRAIRE-EDITEUR

14, RUE MONSIEUR-LE-PRINCE, 14

—

1879

CONSIDÉRATIONS

SUR LES

SUITES DE COUCHES

ET

SOINS A DONNER AUX NOUVELLES ACCOUCHÉES

PAR

Jérôme MAZARS,

Docteur en médecine de la Faculté de Paris.

PARIS

HENRI REY, LIBRAIRE-EDITEUR

14, RUE MONSIEUR-LE-PRINCE, 14

—

1879

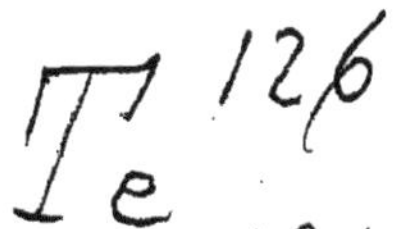

A LA MÉMOIRE DE MA MÈRE

———

A MON PÈRE

A MON FRÈRE, A MES SŒURS

A MES PARENTS

A MES AMIS

CONSIDERATIONS

LES SUITES DE COUCHES

SOINS A DONNER AUX NOUVELLES ACCOUCHÉES

AVANT-PROPOS.

En suivant le service d'accouchement de M. le professeur Depaul nous avons été frappé des soins multiples que réclame l'état des femmes récemment accouchées. Dès lors nous nous sommes proposé, après les avoir étudiés tout particulièrement, d'en faire le sujet de notre thèse.

Certes, nous n'avons pas la prétention d'apporter des faits qui jetteraient un jour *nouveau* sur cette question que les accoucheurs les plus distingués ont traitée avec un si grand succès. Notre but est de reproduire aussi fidèlement que possible les préceptes cliniques que nous avons puisés dans la pratique et dans les leçons de notre savant maître. Confiant dans la bienveillance de nos juges nous osons espérer qu'il nous sera tenu compte de nos efforts.

Voici quel sera le plan de notre travail.

Dans un premier chapitre nous exposerons brièvement l'historique de cette partie de l'obstétrique.

Le second contiendra un aperçu des soins immédiats qu'il convient de donner à la nouvelle accouchée.

Dans le troisième nous étudierons les diverses modifications que subissent, pour reprendre leur état normal, les organes qui ont servi à la gestation.

L'hygiène de la nouvelle accouchée fera l'objet d'un quatrième chapitre.

Le cinquième et dernier sera consacré au traitement spécial des divers accidents qui peuvent survenir pendant le temps des suites de couche.

CHAPITRE PREMIER

REVUE HISTORIQUE.

C'est un fait constant que partout et toujours les nouvelles accouchées ont été l'objet de soins plus ou moins intelligemment donnés selon le degré de civilisation des peuples. Nous ne nous arrêterons pas à mentionner les pratiques puériles et ridicules auxquelles des matrones zélées ont pu se livrer sous le couvert de soins à donner aux accouchées. Nous ne voulons retirer de tous ces usages que les enseignements vraiment profitables qu'ils nous donnent, savoir : la nécessité de veiller sur la nouvelle accouchée.

Nous lisons dans Suc (1) que chez les Hébreux une femme qui avait accouché d'un garçon devait garder la chambre pendant quarante jours et, pendant quatre-vingts jours si elle était mère d'une fille.

A Rome, lors de la naissance d'un enfant on suspendait des couronnes à la porte de la maison de l'accouchée non-seulement en signe d'allégresse, mais pour indiquer aux visiteurs importuns et même aux étrangers que cette maison devait être respectée et qu'il ne fallait faire aucun bruit capable d'effrayer la malade (Gardien).

Si maintenant nous voulons rechercher quels écrits l'antiquité nous a laissés sur le sujet qui nous occupe il nous faudra remonter jusqu'à la fin du ve siècle avant Jésus-Christ. Hippocrate qui connaissait déjà les principales présentations du fœtus donne pour tout ce qui concerne l'accouchement et les suites de couches des préceptes qui ne seraient pas désavoués à notre époque (2).

Chez les Romains, la science obstétricale ne paraît pas avoir fait de grands progrès. L'austérité des mœurs de cette nation ne se prêtait pas facilement à la présence d'un médecin auprès d'une femme malade.

(1) Essais historiques, littéraires et critiques sur l'art des accouchements, Paris, 1779, 2 vol. in-8.

(2) Velpeau. Traité complet de l'art des accouchements, t. I, introd.

C'étaient des matrones qui faisaient les accouchements.

La science des accouchements resta stationnaire pendant plus de dix siècles, et tous les auteurs qui se sont occupés d'obstétrique pendant cette longue période n'ont fait que commenter les préceptes d'Hippocrate.

Les prescriptions religieuses du *Coran* à cet égard opposèrent un obstacle insurmontable aux recherches et aux études des médecins arabes. Aussi quoique l'un d'eux Paul d'Egine ait été surnommé *Alkababel*, c'est-à-dire le médecin des femmes, ils n'ont rien laissé d'important sur cette matière.

Pendant tout le moyen âge nous ne voyons qu'un seul ouvrage que l'on puisse citer sur les accouchements. Il est de Rhodion Eucharius (1548). Ce livre contient douze chapitres. Le septième est ainsi intitulé :

« Différentes maladies qui arrivent aux femmes soit pendant le travail, soit après l'accouchement. Comment et par quels remèdes on peut les prévenir et les traiter. »

Guillemeau en 1619 est le premier qui ait donné des indications précises sur les moyens de *subvenir* aux accidents qui arrivent aux femmes après l'accouchement.

Mauriceau (1668) consacre un mémoire aux « maladies des femmes grosses et de icelles qui sont accouchées. »

Levret en 1766 fait un ouvrage sur la manière de se conduire pendant la grossesse, le travail de l'enfantement, et les suites de couches. A peu près à la même

époque Smellie en Angleterre, entre dans une foule de
petits détails et donne un recueil d'observations inté-
ressantes sur les accidents qui surviennent aux femmes
accouchées qui ne tiennent pas compte des conseils
donnés par les médecins.

Au commencement de ce siècle, Beaudelocque dans
son livre : « Principes sur l'art des accouchements en
faveur des sages-femmes » parle des suites de couche
et des soins qu'il faut donner aux nouvelles accouchées. A sa suite tous les autres auteurs qui ont publié
des traités d'accouchement n'ont pas négligé cette
partie.

Qu'il nous suffise de citer les noms de Capuron, Velpeau, Desormeaux (Dict. en 30 vol.), Cazeaux, Jacque-
mier.

Les travaux de MM. Colin (1) et Robin (2) ont fait
entrer la science dans une voie nouvelle grâce à l'emploi
du microscope.

Hecker étudie la température chez les nouvelles accouchées (1855).

Le Dr Wieland (3) étudie le retrait de l'utérus,
M. Blot (4) le ralentissement du pouls dans l'état puerpéral.

Citons encore les auteurs des articles des grands dic-
tionnaires en voie de publication, et le mémoire de
M. Chantreuil : Des phénomènes précurseurs et conco-
mitants de la sécrétion lactée (5).

(1) Thèses de Paris, 1847.
(2) Arch. gén. de méd., 1848 et Mém. de l'Acad. de méd., 1861,
t. XXV.
(3) Thèses de Paris, 1858.
(4) Bull. de l'Acad. de méd., t. XXVIII, 1863.
(5) Arch. de tocol., t, I.

CHAPITRE II

SOINS IMMÉDIATS.

Aussitôt l'expulsion du fœtus terminée, l'accoucheur fait la section du cordon ombilical, et, sans perdre de vue la parturiente, il s'assure de l'existence de l'enfant. Pour cela il examine s'il respire, si des mucosités n'obstruent pas la bouche ou le pharynx, s'il y a imperforation des voies naturelles, s'il existe quelque fracture ou quelque luxation. Cela fait, le médecin reporte toute son attention sur l'état de la mère; il doit avant tout aider l'utérus, par des frictions légères, à revenir sur lui-même, car son inertie engendrerait une hémorrhagie.

Il ne faut considérer l'accouchement comme terminé qu'après l'extraction du placenta qui se fait peu de temps après la sortie du fœtus. Une fois la délivrance accomplie, on s'assure que l'utérus reste dur et rétracté et s'il en est besoin, on recommence de temps en temps les frictions avec la main dont nous avons parlé plus haut.

Pour reconnaître alors si la matrice est en bon état nous n'avons qu'à observer si elle forme comme une tumeur dure qui généralement est située dans l'hypochondre droit. C'est le conseil de M. le professeur Depaul que nous donnons ici après le lui avoir entendu répéter bien des fois comme étant d'une importance majeure.

Quant à la consistance et au volume de l'utérus n'oublions pas qu'ils varient suivant la grosseur des fœtus, suivant que la femme est primipare ou multipare, suivant aussi que la grossesse a été simple ou gémellaire.

Le globe utérin forme-t-il un corps mollasse et dépressible, c'est aux frictions qu'il faut recourir pour le ramener à son état normal.

Lors même que le résultat de cet examen paraît satisfaisant au médecin, il doit laisser encore quelque temps la femme couchée horizontalement sur le lit où elle vient d'accoucher.

On procédera ensuite à sa toilette, en changeant son linge, en lavant doucement les parties génitales avec une éponge fine et douce imbibée d'eau tiède additionnée d'eau-de-vie ou simplement de vin.

La boisson qui convient le mieux à l'accouchée est une infusion de tilleul modérément chaude. On doit proscrire l'usage du vin chaud, de l'eau-de-vie ou d'autres substances excitantes qui dans l'esprit de certaines gens, sont susceptibles de rendre des forces à l'accouchée.

Lit de l'accouchée. — Le médecin s'occupera du lit sur lequel doit rester la malade pendant tout le temps de ses couches, et certainement les femmes lui sauront gré de cette attention.

Le matelas sera résistant; pour éviter que les draps soient salis par les lochies on couvrira toute la surface sur laquelle doit reposer le corps, d'une garniture im-

perméable soit en toile cirée soit en papier goudronné.
Par-dessus on mettra une alèze ou un drap plié en quatre en ayant bien soin que les extrémités soient enga-
gées sous le matelas. Le reste du lit sera disposé selon
la saison et selon les habitudes de l'accouchée. Ce lit
étant ainsi préparé et au préalable bassiné, il reste à y
transporter la malade. Ce sera l'office du médecin si ses
forces lui permettent de le remplir. On dispose le lit de
travail de manière que la tête corresponde aux pieds
du lit ordinaire. Alors, commme l'enseigne M. Pajot,
le médecin passe le bras droit sous le corps de la
femme et le bras gauche sous les jarrets, et, tandis que
la femme lui enlace le cou avec ses mains, il la dépose
avec douceur dans son lit. Ainsi le médecin ne doit jamais laisser une nouvelle accouchée changer de lit sans
le secours d'autrui. Il insistera sur les dangers aux-
quels s'expose l'accouchée qui présumerait trop de ses
forces. Car, selon l'opinion de Velpeau (1), c'est parce
que l'on contrevient à ces sages précautions que se produisent la plupart du temps les renversements et les
descentes de matrice. D'après Joulin, sur 100 déplace-
ments de l'utérus, 95 peuvent être attribués à l'im-
prudence de l'accouchée.

Du bandage de corps. — En entourant l'abdomen
avec un bandage de corps, on se propose d'aider l'action des muscles abdominaux, de favoriser le mouvement concentrique de l'utérus, de prévenir l'afflux et la
stase du sang dans les parois utérines, de diminuer les

_____

(1) Traité de l'art des accouchements, 1835.

tranchées et d'obvier aux syncopes. M. Bouchacourt (1)
s'exprime ainsi à propos de cette pratique : « Sans ac-
cepter aveuglément les idées de Boerhaave sur les dangers inhérents à la déplétion abdominale par le fait de
l'accouchement, il est évident qu'une compression ré-
gulière et modérée facilite le retour des parois à leur
conformation et à leur tension ou résistance normale,
en même temps qu'elle accélère et assure le retrait des
parois utérines en leur fournissant de bonne heure un
point d'appui périphérique et aussi dans le sens vertical de haut en bas, ce qui n'est point à dédaigner. »

Ainsi, nous le voyons, ce n'est pas, comme se l'imaginent trop de femmes, dans le but d'empêcher les rides
et les vergetures de se produire sur le ventre, que l'on
conseille l'emploi du bandage. Remarquons en passant
qu'il le faut assez large pour comprimer également la
région ombilicale et pour ne pas se rouler en corde, car
alors il serait plus nuisible qu'utile.

M. Stoltz recommande l'emploi d'un drap de lit en
plusieurs doubles et placé en travers sur la région. Cet
appareil compressif est bien simple mais il a l'inconvénient de se déplacer facilement pendant le sommeil
de l'accouchée. Simpson conseille l'usage du bandage;
mais s'élève contre son abus. C'est aussi la pratique de
M. Depaul qui ne l'emploie que pour une femme qui a
des quintes de toux. Il procède ainsi : il place sur le ventre plusieurs lames d'ouate cardée et sur ces lames un
simple bandage de corps.

Une autre obligation s'impose encore au médecin,

_____

(1) Dict. des sc. méd., art. Couches.

celle de s'assurer si les parties génitales sont contusées, s'il y a des déchirures du périnée. Cet examen des parties génitales ne peut se faire en une seule fois, il faut le reprendre pendant plusieurs jours consécutifs, tant que la formation de caillots dans le vagin restera possible.

Supposons maintenant que la nouvelle accouchée est mise complétement au sec, nous aurons alors bien soin, avant de lui faire rapprocher les cuisses l'une de l'autre, de placer au devant de la vulve et du périnée, une serviette faiblement chauffée pour recevoir le sang des lochies et permettre d'apprécier exactement la quantité et la nature de l'écoulement.

Voyons maintenant en ce qui concerne les seins ce qu'il convient de faire. Il faut les couvrir avec de la ouate pour les soustraire à l'action de l'air et les entretenir dans une douce température. Est-ce à dire qu'il faille les comprimer comme le voudraient certaines femmes pour parer à la mollesse et à la flaccidité qui résultent de leur distension ? Non, certes. Baudelocque, dans son traité d'obstétrique, rapporte deux observations assez concluantes pour nous mettre en garde contre une compression exagérée des seins. C'est d'abord une jeune femme chez laquelle la compression de la région mammaire détermina une grave suffocation. La seconde observation a trait à une femme qui fut frappée d'apoplexie quatre jours après l'accouchement.

Terminons cette revue de soins immédiats par quelques conseils relatifs au régime alimentaire et à l'état moral de la nouvelle accouchée tout en réservant de nous étendre davantage sur ces deux points dans l'un des chapitres suivants.

Le premier jour des couches, la nourriture consistera en bouillons et en potages. Joignons à cela qu'il
faut interdire aux importuns l'entrée de la chambre de
l'accouchée. Car telle est l'impressionnabilité de la
femme qu'on ne saurait trop écarter d'elle tout ce qui
pourrait lui causer une émotion quelconque.

CHAPITRE III.

PHÉNOMÈNES PHYSIOLOGIQUES DE L'ÉTAT PUERPÉRAL

Nous diviserons ce chapitre en deux parties.

Dans la première, nous étudierons les phénomènes
généraux qui se révèlent chez la femme pendant les
suites de couche. Dans la seconde nous traiterons des
modifications que subissent les organes sexuels pour
revenir à leur état antérieur à la grossesse.

Toutefois hâtons-nous de dire que nous ne nous oc-
cuperons des phénomènes physiologiques qu'au point
de vue spécial de notre thèse, c'est-à-dire que nous ne
les mettrons en relief que pour assigner en regard de
chacun d'eux les remèdes ou les soins à donner si jamais de l'état physiologique la femme passait à l'état
pathologique.

PREMIÈRE PARTIE

Considérations générales sur l'état puerpéral. L'accouchement est une fonction physiologique mais non de celles qui s'accomplissent sans causer aucune perturbation dans l'économie de la femme.

Ainsi chez toutes les femmes, à quelque époque de la grossesse qu'ait eu lieu l'expulsion du produit, il se manifestera toujours une série de phénomènes qui tendent à un double but : 1° retour à l'état normal de l'organisme entier de la femme modifié par l'état de gestation ; 2° développement d'une fonction nouvelle qui doit entretenir la vie du nouveau-né. La manifestation de tous ces phénomènes constitue ce que l'on désigne sous le nom d'*état puerpéral* ou de *suites de couches*.

Cet état dure depuis l'expulsion du placenta jusqu'au retour des règles, c'est-à-dire pendant six semaines environ. Mais s'il fallait déterminer la durée de l'état puerpéral d'après les recherches anatomiques elle serait bien plus longue à en croire Kölliker, qui pense que la réparation de la muqueuse utérine n'est complète que deux ou trois mois après l'accouchement.

C'est pendant cette période que la femme est d'une grande réceptivité pour toute influence morbide, conséquence de la gestation, des fatigues de l'accouchement et de l'hémorrhagie qui la suit. Aussi cet état doit-il être surveillé de très-près par le médecin appelé auprès d'une femme en couches. Il faut qu'il se tienne sur ses gardes, car d'un moment à l'autre il peut avoir à compter avec les complications qui surviendraient.

Etat général. — Toutes les femmes, après le travail de l'accouchement, sont plus ou moins sous l'influence d'une excitation nerveuse qui nous les montre sous des aspects les plus différents.

Selon M. Depaul, les femmes en couches peuvent être classées en trois catégories. « Les unes, dit-il, sont calmes, souriantes, heureuses de leur délivrance ; il semble qu'elles viennent d'accomplir une fonction facile qui n'a eu qu'un très-faible retentissement sur leur état général. Le facies est à peine plus coloré que dans l'état normal, les yeux vont doucement de l'accoucheur à l'enfant auquel on donne les premiers soins. Elles sont tout à la joie d'être délivrées d'une grande préoccupation, elles sont heureuses de n'avoir plus rien à craindre, et les premiers cris de l'enfant n'éveillent en elles que d'agréables prévisions pour l'avenir (1). » Chez ces femmes, les suites de couches seront régulières et l'accoucheur n'aura pas à craindre des accidents.

Il y a des femmes que l'accouchement jette dans une prostration extrême, elles ont le visage couvert de sueurs abondantes qu'elles n'ont pas la force d'essuyer. Tout ce qui se passe autour d'elles les laisse indifférentes. Voilà pour la deuxième catégorie.

Les femmes de la troisième catégorie sont au contraire dans un état d'agitation extraordinaire. Elles ont la face rouge, les yeux brillants, la peau brûlante. Les mains, les bras, les jambes sont sans cesse en mouvement. Avec ces femmes, le médecin doit redoubler de vigilance. Sa présence auprès d'elle, sans être continue, ne laissera pas que d'être nécessaire à des intervalles peu éloignés. Il s'emploiera à calmer leur agitation par tous les moyens en son pouvoir et notamment en leur fai-

____

(1) M. Depaul. Leç. de clin. obstét.
Mazars.

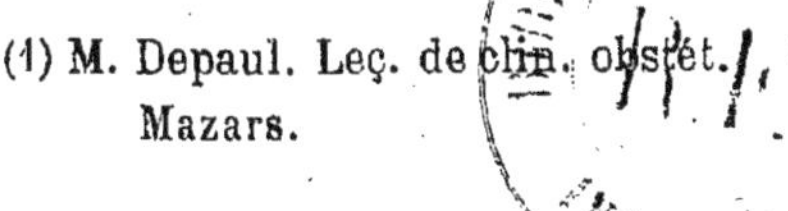

sant prendre toutes les deux heures, une cuillerée d'une potion narcotique.

Frisson. — C'est après le travail accompli, que les femmes, pour la plupart, éprouvent un frisson violent accompagné de claquements de dents. D'une intensité et d'une durée variables, ce frisson a cela de particulier, qu'il ne donne point la sensation du froid. C'est un frisson *spasmodique* qu'on pourrait comparer assez justement au frisson qui survient à la suite d'une opération.

Lorsqu'il se manifeste quelques heures après l'accouchement, il n'est pas aussi à redouter qu'on pourrait le croire eu égard à son intensité. Nous dirions volontiers qu'il est nécessaire, car il amène généralement un sommeil réparateur. Que s'il vient à se produire longtemps après l'accouchement, c'est peut-être l'indice d'une affection grave.

Aux yeux de M. Behier (1) le frisson n'est pas autre chose que le résultat d'un traumatisme qui se produit lorsque le placenta se sépare de l'utérus.

Un médecin allemand W. Pfannkuch donne du frisson chez les nouvelles accouchées l'explication suivante. Le fœtus ayant une température supérieure à celle de la mère peut être considéré pour la femme comme une source de chaleur. Si cette source de chaleur disparaît brusquement, il en résulte un véritable refroidissement qui produirait le frisson. Il appuie sa théorie sur les faits cliniques suivants : 1° les femmes enceintes, dont le fœtus est mort prématurément, ac-

(1) Conférence de clin. méd., 1864.

cusent souvent de légers frissons ainsi qu'un sentiment de froid et de pesanteur dans le bas-ventre ; 2° les accouchées dont le fœtus est macéré depuis longtemps ne présentent point après la délivrance le frisson caractéristique.

Un grand nombre d'accoucheurs éminents ont aujourd'hui démontré par des observations cliniques, que le frisson ressenti par la nouvelle accouchée est l'analogue du frisson des amputés.

Quoi qu'il en soit, et pour ne pas trop nous écarter de notre sujet, tenons-nous-en à ce que nous avons énoncé plus haut (et ce sera notre conclusion), savoir que le frisson violent qui se révèle aussitôt après l'accouchement, ne doit inspirer aucune crainte relative à la santé de l'accouchée. Toutefois, pour dissiper toutes les inquiétudes, on fera bien, par exemple, de prescrire à la malade de la tisane chaude, de lui mettre une nouvelle couverture et aux pieds un objet chaud.

Premier sommeil. — Aux douleurs de l'enfantement succède un sentiment de lassitude et d'accablement. Aussi rien d'étonnant à ce que la femme soit prise d'un irrésistible besoin de dormir. Ce sommeil est réparateur, on ne doit donc pas l'interrompre. Certes, à ce moment, la femme court de grands dangers, une hémorrhagie grave peut se déclarer et menacer la vie de la malade. Pour conjurer ces éventualités redoutables, l'accoucheur devra rester auprès de la femme pendant le temps de son sommeil, ou y laisser à son défaut, une garde intelligente et vigilante. Autrefois, on se croyait rigoureusement obligé de tenir les femmes éveillées après le travail. Dionis (1) raconte qu'il fit la lecture pendant quatre heures, près du lit de la reine, pour l'empêcher de dormir.

Pouls. — La puerpéralité modifie l'organisme dans son ensemble, et de toutes les fonctions celle de la circulation est la plus troublée par l'acte de l'accouchement. D'après Lorrain (2), le pouls des femmes en couche a des caractères si accentués, si franchement différents de ceux qu'on est habitué à connaître comme indiquant l'état physiologique, qu'on ne peut les passer sous silence. Ces caractères sont :

La lenteur ;

L'amplitude très-grande ;

La verticalité de la ligne systolique ;

Le plateau du sommet.

Sans avoir recours au sphymographe, nous pouvons nous assurer que le phénomène le plus constant est celui de son ralentissement qui a été bien étudié par M. Blot (3) dans un mémoire qu'il a publié sur cette question.

Le nombre des pulsations varie entre 45 et 60 par minute. Cet état du pouls dure de dix à quinze jours, il commence dans les 24 heures qui suivent l'accouchement et persistent pendant tout le temps que se fait la montée du lait.

M. Marey attribue le ralentissement du pouls chez la nouvelle accouchée à une élévation de la tension arté-

(1) Traité gén. des accouch., Paris, 1714.
(2) Etudes de méd. clin. sur le pouls, Paris, 1870.
(3) Arch. gén. de méd. (mai 1864).

rielle, laquelle tiendrait à l'oblitération des vaisseaux utérins, qui pendant la grossesse fourniraient une large voie pour le passage du sang des artères dans les veines.

Le professeur Falaschi de Sienne (1) a confirmé les recherches de M. Blot, et ses observations concordent en tous points avec celles du savant accoucheur de Paris. D'après lui, la cause de ce ralentissement du pouls est dans la lenteur que met le ventricule gauche hypertrophié pendant la grossesse, pour revenir à son état normal. Leur caractère clinique est que ce ralentissement est d'un pronostic favorable et qu'on ne le rencontre que chez les femmes bien portantes.

Température. — C'est en Allemagne qu'il faut aller chercher les premiers auteurs qui se soient occupés de la température des femmes en couches. Citons Hecker, Winckel et Schröder. Hecker a observé qu'immédiatement après l'accouchement, la température augmente de près de 2 degrès, 37°03 à 39° et qu'elle tombe ensuite. Il n'y a plus alors que des exacerbations qui se produisent le soir et des rémissions le matin. La température la plus élevée a été de 38°2. Si elle venait à dépasser ce chiffre, il faudrait craindre qu'une inflammation aiguë ne se soit déclarée. Par là, nous voyons qu'il est très-important de suivre la marche de la température. C'est l'opinion de Lorain (2) que nous allons citer : « Les recherches de la température des

(1) Rallentamento del pubso nei primi giorni del puerperio.
(2) Etudes de méd. clin.. De la temp. du corps humain.

femmes en couches ont une importance extrême. Le médecin au lieu de n'intervenir que pendant le cours de la maladie, ainsi que cela se passe en général, est présent, au contraire, aux premiers actes morbides et à ceux qui les préparent. Dès que les suites de couches cessent d'être régulières, l'observateur en est prévenu par le changement de la courbe thermométrique et celle-ci varie avec la forme de l'accident. Il faut étudier dans leurs détails ces diverses modifications et être prévenu que ce ne sont pas les plus violentes et les plus brusques qui annoncent les complications les plus graves. »

DEUXIÈME PARTIE

Phénomènes qui se manifestent du côté des organes génitaux.

Régression utérine. — L'utérus au terme de la grossesse a acquis des dimensions très-grandes, tous ses diamètres sont augmentés. Ce n'est qu'après l'expulsion du fœtus et celle du placenta qu'il revient progressivement à son état normal. Ce retrait se fait *lentement*.

Impossible de préciser davantage, car les auteurs ne sont pas d'accord sur la durée de cette période. Ainsi Mme Boivin pense qu'il faut 30 ou 40 jours pour remettre en état toutes les parties. Deventer estime que 8 à 9 jours sont nécessaires pour la rétraction de la matrice. Stoltz juge qu'un mois n'est pas de trop. Selon Wieland, l'utérus n'est jamais revenu complétement à son état antérieur avant 6 ou 8 semaines.

C'est donc bien le cas de dire avec Lorain qu'il n'existe pas de type unique de l'état physiologique chez les femmes en couches, tant sont nombreuses les variétés observées !

« Aussitôt après l'accouchement le fond de l'utérus est plus bas et le diamètre vertical est en réalité moindre qu'il ne le sera douze, dix-huit ou vingt-quatre heures après. La rétraction produite par les contractions qui succèdent à l'accouchement et qui sont habituellement assez énergiques est plus accentuée; les sinus plus comprimés renferment moins de sang. Le tissu utérin est plus serré, moins pénétré de sérosité qu'il ne le sera douze ou vingt-quatre heures après, quand les contractions de la matrice ayant cessé, la rétraction aura perdu son énergie première, tout en continuant néanmoins à s'exercer. » (1).

C'est en examinant tous les jours le volume, la hauteur et la situation de l'utérus que l'accoucheur pourra déterminer l'époque où la femme devra se lever.

Les points de repère dans cet examen en ce qui concerne la hauteur du fond de la matrice, sont : l'ombilic et le pubis.

Le premier jour, le fond de l'utérus est à un doigt au-dessus du nombril, le deuxième à son niveau, le troisième au-dessous, le quatrième il reste presque stationnaire. Cette inaction coïncide avec l'apparition de la fluxion mammaire. A la fin du quatrième jour, la rétrocession suit son cours régulièrement et elle con-

(1) M. Depaul, (loc. cit.

tinue jusqu'à ce que la matrice soit définitivement
rentrée dans l'excavation pelvienne, ce qui a lieu entre
le dixième et le quatorzième jour. Chez les femmes primipares la régression utérine se fait plus rapidement
que chez les multipare

Cette rétraction peut être entravée soit par la fièvre,
soit par des accidents inflammatoires, ou même modifiée
par certaines dispositions idiosyncrasiques. En examinant la matrice il faut toujours avoir soin de s'assurer
si la vessie est vide, car si la femme n'a pas uriné depuis longtemps la réplétion de la vessie peut vous in-
duire en erreur.

Modifications histologiques. — Avant les travaux de
Kölliker, de Heschl et de M. Robin, on attribuait la rétrocession du volume de l'utérus à la rétraction de
l'utérus seule, mais les savants micrographes que nous
venons de nommer ont démontré que la rétraction du
tissu musculaire n'était pas seule mise en jeu et que des
phénomènes aussi variés qu'intimes avaient lieu dans
la trame utérine.

D'après Heschl cité lui-même par Nægele et
Grenser la substance propre de la matrice subit une
dégénérescence graisseuse complète, pour être ré-
sorbée. Cette transformation commence entre le quatrième et le sixième jour par tous les points à la fois ;
plus tard elle se révèle dans les couches internes ; vers
la quatrième semaine on observe les premiers rudiments
de la substance utérine de nouvelle formation, enfin la
rénovation n'est complète que vers la fin du second
mois.

M. Robin nie absolument que les éléments muscu-

laires de l'utérus subissent la transformation graisseuse
pour reprendre leur diamètre normal.

Col de l'utérus. — D'après M. Stoltz (1), le col se re-
forme en partie aussitôt après l'accouchement ; si l'on
cherche à pénétrer dans la matrice, c'est l'orifice in-
terne qui résiste le plus. A la fin des trente premiers
jours, il a repris le plus souvent les dimensions qu'il
avait avant la congestion ; quelquefois il est un peu
plus raccourci ; il a presque autant de consistance ; toute
la partie inférieure est un peu plus ramollie.

Le vagin revient peu à peu à son état normal, sa muqueuse s'exfolie par parcelles et ses débris se mêlant
aux écoulements du corps et du col de l'utérus sont des
parties constituantes des lochies. Lorsque les bords de
la vulve sont boursouflés et sensibles, il faut les lo-
tionner à plusieurs reprises avec des émollients.

Tranchées utérines. — Les femmes qui ont déjà eu
des enfants éprouvent dans le bas-ventre peu de temps
après la délivrance des coliques parfois assez intenses
pour leur arracher des cris. On désigne ces coliques
sous le nom de tranchées utérines. C'est à leur inter-
mittence, à la dureté de la matrice, et à un écoulement
de sang qu'on peut les reconnaître. Si au moment où
une femme éprouve ces douleurs vous lui placez la main
sur le ventre vous sentez comme une grosse boule
dure ; examinez les parties génitales et vous apercevrez
un caillot de sang qui s'écoule en bavant sur le périnée.
Les tranchées sont très-fortes le premier jour, elles se

(1) Thèses de Strasbourg, 1826.

prolongent jusqu'au quatrième jour après l'accouchement. Elles cessent quand se fait la montée du lait;
mais il arrive souvent que lorsque l'enfant prend le
sein, elles reparaissent. Ce phénomène de sympathie
entre l'utérus et le mamelon a suggéré aux accoucheurs
anglais, notamment à Tyler, Smith et Marshal-Hall,
l'idée de se servir de la succion pour réveiller les contractions utérines dans le cas d'inertie.

Les primipares ne sont pas sujettes en général aux
tranchées. Si donc elles éprouvent des douleurs, le médecin ne doit pas oublier que ces douleurs peuvent être
le signe de la métrite (Dubois). Les tranchées révèlent
l'effort que fait l'organisme pour réduire le volume de
la matrice et surtout le calibre des vaisseaux, elles persistent aussi longtemps que des caillots restent dans la
cavité utérine. C'est bien en réalité dans la présence de
ces caillots qu'il faut chercher la cause des tranchées
utérines. Mauriceau dit à ce sujet : la cause des tranchées utérines vient de caillots de sang formés et rete-
nus dans la matrice, le sang ne sortant pas en liqueur
hors de cette partie aussitôt qu'il s'est écoulé de ses
vaisseaux. »

Quoique on ne doive pas considérer les tranchées
utérines comme étant du domaine de l'état pathologique
mais bien plutôt comme se rapportant à l'état physiologique, il est des cas cependant où la thérapeutique doit
intervenir. Si les douleurs vont s'irradiant dans les
aines, dans les lombes, vers le sacrum ou dans les
membres inférieurs, on devra employer l'opium sous
toutes les formes, soit en potion : 30 à 40 gr. de sirop
thébaïque, soit en onctions ou applications huileuses
sur le ventre, soit enfin en lavements.

Des lochies. — Pendant tout le temps que dure la réparation de la surface placentaire, il se produit un écoulement que l'on désigne sous le nom de *lochies.* Cet écoulement pendant les dix ou douze premières heures est constitué par du sang pur. Ce sang sort des orifices veineux qui se trouvent à la surface placentaire de l'utérus et qui sont devenus béants lors du décollement du placenta,

Ce sont des *lochies sanguines.*

Plus tard le sang se mêle à de la matière séreuse et à du mucus; le liquide de l'écoulement est d'un brun rougâtre et entremêlé de flocons; vers le troisième jour il répand une odeur pénétrante et désagréable.

Ce sont les *lochies rouges ou sanguinolentes* dans lesquelles M. Robin a trouvé des débris de la caduque des plaques épithéliales.

Les jours suivants, l'écoulement [pâlit, devient plus liquide puis prend un aspect jaunâtre.

Les lochies sont dites séreuses.

A partir du cinquième jour elles perdent encore **de** leur couleur et deviennent blanchâtres. C'est alors qu'on les nomme *lochies laiteuses.*

Elles vont en diminuant peu à peu d'abondance, elles durent trois ou quatre semaines chez les femmes qui nourrissent, six semaines et quelquefois davantage chez celles qui ne donnent pas le sein à l'enfant.

D'après M. Robin, ce sont des leucocytes qui sont l'élément prédominant.

Les lochies ont une odeur *sui generis* que les anciens désignaient sous le nom de *gravis odor puerperii,* cette odeur disparaît à mesure que l'écoulement se supprime, quelquefois elle est plus ou moins forte, suivant les individus et suivant aussi les soins de propreté.

D'après quelques auteurs, l'écoulement lochial serait complétement suspendu pendant la montée du lait. Tel n'est pas l'avis du Dr Chantreuil. Du relevé de 50 observations faites par lui, il résulte que l'écoulement lochial diminue, mais ne suspend pas son cours.

Lorsque la sécrétion laiteuse est bien établie, les lochies reparaissent généralement plus abondantes, alors elles peuvent être de nouveau constituées par du sang ou bien elles sont simplement séreuses.

Les affections aiguës de la puerpéralité, comme les métrites, les péritonites, diminuent les lochies.

Il arrive parfois qu'en dehors de toute influence fébrile, inflammatoire ou septicémique, il se dégage des lochies une odeur spéciale excessivement fétide ; elle peut provenir, soit de la malpropreté, soit de la putréfaction de quelque caillot ou de quelque débris du placenta restés dans l'utérus. Dans ce dernier cas, il faut faire des injections aromatiques et antiseptiques plusieurs fois par jour, soit avec une solution d'acide phénique, soit avec une solution de permanganate de potasse.

M. Depaul préfère une solution de chloral, car non-seulement le chloral agit comme désinfectant, mais comme excitant il a la propriété de cicatriser les plaies.

M. Marc Sée préconise le chloral comme étant d'un emploi facile et d'une odeur agréable (séance du 5 mars 1879 de la Société de chirurgie).

Des phénomènes de la sécrétion lactée. — Pendant

la grossesse, les mamelles éprouvent des changements et se préparent au rôle qu'elles sont destinées à remplir. Ainsi, il y a d'abord un gonflement douloureux des seins, les auréoles qui sont tout autour du mamelon se tuméfient et changent de couleur, puis vers la fin de la gestation on remarque que les seins laissent suinter un liquide lactescent qui n'a pas encore tous les principes du lait : c'est le *colostrum*.

Le troisième jour de l'accouchement les seins deviennent plus durs, les téguments sont tendus, lisses et sillonnés de veines bleuàtres, et si l'on presse le mamelon on en voit sourdre un liquide qui n'est autre chose que le lait.

Il arrive parfois que le gonflement de la glande mammaire est tel que le mamelon est en quelque sorte enfoncé dans la mamelle, au lieu d'émerger en saillie.

La montée du lait est souvent accompagnée de phénomènes généraux plus ou moins accentués. Les auteurs les rapporteront à ce qu'ils appelaient la *fièvre de lait*.

De nos jours, on ne considère plus l'excitation fébrile qui se produit au moment où commence la sécrétion lactée comme entité morbide.

« Il n'y a plus de fièvre de lait, dit M. Depaul, la montée du lait, la sécrétion lactée ne s'accompagnent pas de phénomènes fébriles dans l'immense majorité des cas ; il y a une certaine excitation chez la femme primipare, la température du corps est un peu élevée, et quand, chez une femme récemment accouchée, je trouve à la période correspondante à la montée du lait un nombre de pulsations s'élevant au-dessus de 100, je suis sûr d'en trouver l'explication ailleurs que dans cet état physique. »

M. Chantreuil, dans un mémoire couronné par l'Académie de médecine et publié dans les Archives de tocologie, 1874, a étudié cette question de la fièvre de lait. Nous voyons que sur 50 observations prises au hasard le frisson n'a jamais été observé au moment de la montée du lait; que 16 fois le pouls était au-dessous de 76; que 21 fois il s'est trouvé battre entre 76 et 100 et que 13 fois il était au-dessus de 100. Dans la première catégorie, il n'y a pas de fièvre ; dans la deuxième, le mouvement fébrile est expliqué par la distension exagérée des conduits galactophores pour des raisons diverses ; mauvaise conformation du mamelon, allaitement tardif, incomplet, crevasses, ulcérations des mamelons, angioleucites, métrite légère, éruption scarlatiniforme. Dans les observations où le pouls dépasse 100 pulsations, pendant la sécrétion lactée, on a généralement noté des affections abdominales, métrite grave, métro-péritonite.

Quant à nous, nous n'avons jamais observé cette entité morbide, désignée sous le nom de fièvre de lait, et nous pensons que cette expression ne doit représenter que la synthèse d'une série d'accidents morbides peu graves.

CHAPITRE IV

HYGIÈNE DE LA FEMME EN COUCHES

Dans un de nos chapitres, nous avons traité des soins immédiats qu'il convient de donner à la nouvelle accouchée. Il nous reste maintenant à passer en revue les divers préceptes hygiéniques dont l'inobservation a compromis plus d'une fois la santé des accouchées. La moindre précaution hygiénique a son prix. C'est le sentiment de Capuron (1), quand il dit : « L'état d'une femme nouvellement accouchée appartient plus à la physiologie qu'à la pathologie, et les ressources de la thérapeutique y sont moins indiquées et moins nécessaires que les préservatifs de l'hygiène. »

Chambre de l'accouchée. — Autant que possible cette pièce sera dans la partie la plus retirée de la maison et exposée au midi. Il la faut spacieuse et bien aérée. On y entretiendra la plus grande propreté et surtout on n'y laissera pas séjourner les linges imbibés de l'écoulement des lochies et des produits de l'excrétion. On s'attachera à en éloigner tout ce qui pourrait vicier l'air, notamment les plantes qu'on se plaît parfois à placer dans l'appartement de l'accouchée pour récréer la vue et flatter l'odorat. On ne devrait pas oublier que l'acide carbonique qu'elles dégagent corrompt l'at-

(1) Principes de l'art des accouch. 1828.

mosphère, surtout pendant la nuit. En outre, ces plantes peuvent affecter le système nerveux; dès lors, à quoi bon augmenter l'irritabilité naturelle aux accou·chées?

Le lit sera placée de façon à permettre de circuler autour, il sera garanti des courants d'air sans cependant occuper un endroit où l'air se renouvelle difficilement comme dans les alcôves. Qu'on nous permette à ce sujet de reproduire une note du Dr Vibert du Puy (1) sur l'influence pernicieuse des alcôves.

« Le fait le plus saillant, dit-il, fut celui d'une jeune femme chez laquelle la fièvre, née dans l'alcôve, disparut par le transfert, au milieu de la chambre, pour reparaître avec le retour de l'accouchée dans l'alcôve et ne céder qu'à un nouveau et définitif déplacement hors de cette maudite niche. «

La température de la chambre ne doit pas dépasser 15 degrés. Plus élevée, elle pourrait occasionner des pertes ou des maux de tête; plus basse, elle ne serait pas sans exercer une influence fâcheuse sur l'écoulement des lochies.

L'air de la chambre de l'accouchée doit être renouvelé très-souvent. Mais, comment obtenir ce résultat? Ant. Petit recommande d'entretenir du feu dans la chambre des femmes en couches, même pendant l'été. « C'est, dit-il, un ventilateur très-salutaire. » Ceci ne doit pas être pris au pied de la lettre, car il est douteux qu'au mois de juillet, par exemple, et dans certains climats le feu puisse être employé comme ventilateur

(1) Ann. de gynécol. (avril, 1875).

sans gêner l'accouchée, ou sans porter à une trop haute température l'atmosphère de la chambre. Nous estimons que le parti le plus sage est de prendre en considération les sensations de chaud ou de froid de la malade, et de se régler là-dessus pour l'aérage de la pièce.

Lorsque M. le Dr Empis était chargé du service des femmes en couches, à l'hôpital de la Pitié, il a donné dans un mémoire intéressant (*Gazette des hôpitaux*, 1862) la manière d'agir pour obtenir une bonne aération, qu'il regardait comme étant d'une importance capitale. « Dès le matin, dit-il, on ouvre largement toutes les fenêtres, une première fois, pendant qu'on s'occupe à relever les rideaux et à préparer les brancards pour faire le lit des nouvelles accouchées; puis, au bout d'une demi-heure environ, alors que l'air a été presque complétement renouvelé une première fois on referme les fenêtres et l'on s'occupe de la toilette des femmes en couches, de leur changement de linge, de leur lit, etc., etc. Aussitôt ce travail terminé, on ouvre largement une seconde fois la totalité des fenêtres de la salle et on la nettoie. Pendant tout le reste de la journée et de la nuit, deux, trois ou quatre fenêtres sont simultanément ouvertes, de manière que l'air extérieur circule dans toute la salle. »

M. Empis assure qu'il n'a jamais eu d'accident qui pût faire douter un seul instant de l'innocuité de l'aération directe.

Soins de propreté. — Il importe de continuer plus scrupuleusement que jamais pendant la période puer-

pérale les soins de propreté, les lavages qui ont été re-
commandés et pratiqués peu après l'accouchement.

Ces lotions, qu'il faut répéter plusieurs fois par jour,
doivent être faites avec une éponge fine et souple imbibée d'eau tiède additionnée d'eau-de-vie ou d'eau de
Cologne, ou trempée dans une infusion de plantes aromatiques, telles que le thym, la sauge et surtout la ca-
momille que Nægele recommandait particulièrement.

Mentionnons ici, bien qu'elles ne rentrent pas dans
le cadre de notre sujet, les injections intra-utérines
faites avec la sonde à double courant, construite selon
les indications de M. Stoltz. Ces injections ont été pré-
conisées par Grünewaldt, comme moyen préventif dans
les épidémies de fièvre puerpérale.

Il faut veiller à ce que l'on change les linges dès
qu'ils sont mouillés par les lochies et la sueur sans expo-
ser l'accouchée à des refroidissements. Aussi les linges
de rechange doivent-ils être tenus bien secs et légèrement chauds. A la fin des couches, lorsque la femme
est rétablie, les bains généraux sont très-utiles, car ils
agissent comme rafraîchissants en même temps qu'ils
contribuent à la propreté en débarrassant la surface de
la peau du sédiment qui la recouvre et qui provient de
la transpiration si abondante pendant les couches.

Régime alimentaire. — Pendant les premiers jours
qui suivent les couches, l'activité des organes digestifs
est diminuée, la langue est saburrale, les accouchées
n'ont du goût que pour les aliments liquides. La soif est
ardente en raison de la grande quantité des liquides
soustraits à l'organisme par des évacuations abon-

dantes. Cela dit, nous allons essayer de déterminer quel sera le régime alimentaire des accouchées. De nos jours on ne les soumet plus à une diète rigoureuse comme cela se pratiquait encore dans la première moitié de notre siècle.

Legroux, médecin de l'Hôtel–Dieu (1), a montré le premier que non-seulement il n'y a aucun danger, mais encore que l'on retire un avantage réel à donner aux nouvelles accouchées une alimentation relativement abondante. Tous les accoucheurs, ou presque tous, ont adopté la manière de faire du savant praticien et ils n'ont eu qu'à se louer de cette innovation.

M. Depaul, à la Clinique, donne le premier jour, aux accouchées, des bouillons et des potages ; les jours suivants, il augmente progressivement le nombre des degrés au gré des accouchées.

M. Tarnier déclare cette pratique avantageuse. Voici ce qu'il en dit (2) : « Immédiatement après l'accouchement, je prescris du bouillon pris par petites tasses, mais à discrétion ; le lendemain j'accorde quelques aliments solides : un œuf ou une côtelette, par exemple, avec du pain et de l'eau rougie. Aussitôt après la sécrétion laiteuse, les femmes peuvent reprendre leur régime ordinaire. Cette manière de faire n'a qu'un inconvénient, celui de soulever la réprobation des personnes qui ont vécu avec d'autres habitudes, mais elle est avantageuse pour les accouchées et il faut passer outre. »

Les Allemands, pendant assez longtemps, ont rejeté

(1) Rombeau, thèses de Paris, 1856.
(2) Cazeaux. Traité des accouh., revue par M. Tarnier, 9ᵉ édit.

cette méthode. Ils maintenaient le régime de la diète jusqu'au neuvième jour et considéraient l'alimentation comme une hardiesse thérapeutique.

Le professeur Kleinwachter (1), de Prague, fait suivre un régime très-substantiel aux accouchées, pendant les neuf ou dix premiers jours, il leur donne une nourriture fortement animalisée, et, comme boisson, de la bière ; il proscrit l'usage de l'eau et restreint celui des tisanes.

De tout ce qui précede, n'est-on pas fondé à conclure que l'état dans lequel se trouve la nouvelle accouchée, par suite des hémorrhagies même bénignes, appelle un régime réparateur comme dans toute convalescence?

Bien que l'on ne doive pas attacher une importance très-grande au genre des aliments à donner, nous conseillons cependant, pour les premiers jours, les poissons d'eau douce, les viandes blanches rôties et les fruits cuits de préférence à tous les autres mets. Ajoutons qu'on peut consulter le goût de la femme ainsi que son appétit.

En ce qui concerne la boisson, nous dirons avec Velpeau (2) : « On ne doit donner à boire que pour satisfaire la soif et non pour le plaisir de faire avaler de la tisane. C'est une boisson et non un médicament que la femme a besoin de prendre. En cela on peut consulter son goût et son idiosyncrasie. »

La boisson classique des femmes en couches est l'infusion de tilleul et de feuilles d'oranger, mais on n'a

(1) Rev. des sc. méd., t. V.
(2) Loc. cit.

aucune raison de lui donner la préférence sur toute autre tisane qui serait demandée par la malade.

Rétention d'urine. — Nous avons dit que le médecin
devait, dès sa première visite après l'accouchement,
s'informer si l'accouchée a uriné. C'est un point capital.
Aussi avons-nous entendu maintes fois M. le professeur Depaul appeler l'attention de ses élèves sur l'erreur
que l'on pouvait commettre, par rapport au volume de
l'utérus, si on le confondait avec celui de la vessie qui
serait pleine. On sait, en effet, que, d'après les recherches de Winckel (1865) et celles plus récentes encore de
M. Quinquand (1), la quantité d'urine va en augmen-
tant pendant les premiers jours qui suivent l'accouchement. Bien plus, les accouchées peuvent rester quinze
à vingt heures sans uriner et même sans en éprouver le
besoin. De là une accumulation d'urine telle que si l'on
pratique le cathétérisme on peut en obtenir 2 et quelquefois 3 litres.

La cause de cette rétention, d'après M. Depaul, est
attribuée à ce fait que, pendant l'accouchement, il
s'exerce une compression du canal de l'urèthre et du col
de la vessie et qu'il en résulte, outre le gonflement, une
paralysie momentanée de ces parties.

Pour faire cesser cet état de choses, il suffit de sonder
la femme pendant quelques jours soir et matin. Mais,
en cette circonstance, il faut que le médecin montre
beaucoup de tact et de réserve. Il devra s'ingénier à
ménager les susceptibilités légitimes d'une pudeur toujours en éveil, surtout chez les femmes qui s'imaginent

(1) Thèses de Paris, 1872.

que le rôle du médecin finit avec l'accouchement. Cette considération, ainsi que la possibilité d'un refroidissement, feront que le médecin ne devra découvrir la femme qu'autant que cela sera nécessaire.

Notons, en terminant, qu'il n'est pas toujours facile de trouver le méat urinaire. En pareil cas, il faut prendre pour point de repère le tubercule qui termine la colonne antérieure du vagin. On sait que c'est au-dessus que se trouve le méat urinaire.

Constipation. — La constipation habituelle chez les femmes à la fin de la grossesse se prolonge souvent pendant plusieurs jours après l'accouchement. Elle peut donner lieu à du malaise, à de la céphalalgie, quelquefois elle amène un léger mouvement fébrile qui pourrait faire croire à une inflammation péritonéale. La constipation vient de ce que les connexions nerveuses qui rattachent le rectum à l'utérus font participer le premier de ces organes par phénomène sympathique à l'inertie relative du second. Cet arrêt dans les selles ne doit pas alarmer car il favorise la réparation des lésions utérines par le repos, et laisse, avant qu'elle soit soumise à de nouveaux efforts, la matrice reprendre la résistance de ses ligaments qui lui permettent d'être maintenue plus solidement dans sa position et ses rapports normaux. Levret regarde cette constipation comme d'un bon augure, si tout d'ailleurs se passe convenablement. « Au contraire, dit-il, la diarrhée est toujours d'un présage sinistre. »

S'il n'y pas de garde-robes, après les deux ou trois premiers jours, il faut administrer des lavements simples ou légèrement laxatifs par l'addition de 30 ou 40 gram. de miel de mercuriale ou une décoction de feuilles de séné. Si les lavements ne suffisent pas, il faut avoir recours à de légers purgatifs pris par la bouche. L'emploi de purgatifs trop énergiques dans les premiers jours de l'accouchemet exposerait la femme à des accidents très-sérieux.

Allaitement. — Bien que l'allaitement ne soit pas précisément compris dans ce qu'on appelle les suites de couches, nous avons jugé qu'il n'était pas tout à fait hors de propos d'entrer dans quelques détails sur ce sujet en considérant l'allaitement principalement au point de vue de l'hygiène de la mère, et incidemment dans son action sur l'enfant.

C'est un devoir impérieux pour la mère de nourrir son enfant, et, sans vouloir entrer dans des considérations philosophiques nous dirons que l'allaitement maternel est une fonction qui, non-seulement répond aux besoins du nouveau-né, mais qui entre dans les conditions d'équilibre physiologique de la mère. En effet, il neutralise la disposition aux hémorrhagies utérines quand elle existe, et prévient les engorgements et les abcès des seins. C'est une pratique excellente de faire nourrir les enfants par leurs mères. Mais est-ce à dire que le médecin doit engager *toutes les femmes* à allaiter leurs enfants, comme le voulait une ridicule sentimentalité mise à la mode au dix-huitième siècle, par J.-J. Rousseau? Non, mille fois non. Les femmes dont la santé est mauvaise, celles qui étant trop jeunes n'ont pas acquis le développement et les forces qu'elles auront plus tard, celles qui ont été épuisées par une grossesse pénible ou compliquée d'accidents, celles enfin qui ont des prédispositions à la phthisie, à la scrofule, aux maladies mentales feront toujours de mauvaises nourrices.

Cela dit, voyons un peu ce qu'il convient de faire pour la bonne fonction de l'allaitement. On lave d'abord le mamelon avec de l'eau tiède pour faire disparaître les matières sébacées qui se trouvent à l'orifice des canaux galactophores, puis on met l'enfant au sein, mais quelques instants seulement. Autrement il s'épuiserait à tirer sur un sein qui ne peut encore rien lui donner. Ces tiraillements du mamelon sans profit pour l'enfant auraient, en outre, l'inconvénient de faire naître des gerçures.

En donnant le sein à l'enfant plusieurs fois par jour et en lui laissant peu de temps, le nouveau-né s'habitue à téter en même temps qu'il forme le bout du mamelon.

Ce premier lait que l'on appelle colostrum est pour l'enfant une médecine plus efficace pour nettoyer ses intestins que les laxatifs les mieux choisis.

Pour habituer l'enfant à téter, on lui met le mamelon à la bouche en ayant soin d'imprimer quelques mouvements pour exciter l'action de la langue. Quand la mère a beaucoup de lait et que l'enfant tette bien, elle devra mettre la main sur son sein afin de modérer chez son nourrisson, ces ingurgitations brusques qui le font tousser et quelquefois vomir. Il faut que l'enfant tette des deux côtés pour prévenir les engorgements et les abcès du sein. On lui donnera le sein toutes les deux heures, ce nombre de tétées sera suffisant même pendant la nuit.

Bien plus, à partir de minuit jusqu'au matin l'enfant devra être habitué à se passer de nourriture. C'est le seul moyen de permettre à la mère de goûter un sommeil nécessaire et réparateur. N'est-ce pas de la santé de la mère que dépend celle de l'enfant? Ménager l'une, c'est favoriser l'autre.

La mère qui n'est pas appelée à nourrir son enfant fera bien de s'abstenir de lui donner le sein, une excitation même passagère de la glande mammaire ne ferait que prolonger la sécrétion laiteuse. Elle laissera donc monter le lait, et ce n'est que le huitième ou le neuvième jour que l'on commencera à le faire tarir. On emploiera d'abord à cet effet une compression douce faite avec de la ouate placée sur les seins. On ordonnera ensuite des purgatifs et la diète. Il est rare qu'après ce régime suivi pendant deux ou trois jours, le lait ne disparaisse pas. Notons ici qu'il y a des femmes qui ne s'en rapportent pas toujours au médecin et qui ont des idées arrêtées sur la manière de faire passer le lait.

Ainsi à leur jugement, la canne de Provence, et la pervenche sont des antilaiteux de premier ordre. La canne de Provence est inoffensive, mais la pervenche, selon Desormeaux, fatigue l'estomac, donne de la vitesse au pouls et par conséquent ne doit pas être employée.

Cependant Velpeau a fréquemment administré les antilaiteux; il affirme qu'il ne leur a point vu produire d'accidents graves et que dans un très-grand nombre de cas ils ont hâté le rétablissement des fonctions digestives.

D'où nous pouvons conclure qu'un médecin peut déférer aux désirs de l'accouchée qui aurait un faible pour les antilaiteux.

De cette manière il ne s'exposera pas à des reproches mal fondés il est vrai, mais qui dénotent le manque de confiance du malade dans son médecin. En la matière qui nous occupe il est bon de connaître les préjugés et d'en tenir compte. Ainsi, survient-il un accident quelconque à une femme? C'est au lait répandu que l'on s'en prend et subsidiairement au médecin qui n'aurait pas fait passer le lait au gré de l'accouchée ou de ses conseillères. Un abcès se forme chez une femme en lactation ; il a beau être dans une région éloignée du sein, on l'attribuera au lait répandu.

Impressions morales. — La sensibilité générale est très-exaltée chez les femmes pendant les suites de couches, de sorte que les impressions sensoriales sont perçues beaucoup plus vivement et que des influences sans grande portée en temps ordinaire, peuvent exercer sur l'intelligence et le moral de la femme une action très-pernicieuse. Cet état moral d'une accouchée est très-complexe ; on ne peut guère que l'esquisser et en donner les principaux traits avec les observations qu'ils comportent. Ainsi les craintes et les inquiétudes que la femme avait pendant la grossesse sont susceptibles de renaître à propos de rien, et à propos de tout, à l'occasion d'un léger accès de fièvre, d'une contrariété, d'une visite, d'une conversation. Conséquemment il faudra supprimer toutes les causes d'émotions. Toute lecture émouvante, toute visite importune, toute conversation trop prolongée dans sa durée ou trop fatigante dans son mode devront être prohibées. On s'appliquera à cacher à l'accouchée les difformités dont serait affecté le nouveau-né. On ne l'entretiendra pas de la mort d'un proche ni de celle d'une femme en couches. En un mot, il faudra se garder de lui faire aucune surprise, agréable ou désagréable.

A la femme qui nourrit, le médecin recommandera le calme et la patience. On sait que l'état moral peut modifier le lait et que celui-ci réagit fatalement sur le système nerveux du nourrisson. Combien de convulsions, de diarrhées, d'épilepsies infantiles ne reconnaissent pas d'autre cause que les émotions de la nourrice ? Burdach (1) cite le fait suivant : Une accouchée qui allaitait son enfant voit entrer dans sa chambre un officier de police. Epouvantée par la nouvelle qu'il lui communique, elle retire mort de son sein l'enfant qui peu d'instants auparavant jouissait de la meilleure santé.

Du premier lever et de la sortie. — La durée du séjour au lit et de l'époque du premier lever des femmes en couches, sont deux questions très-importantes que le médecin accoucheur est appelé à résoudre. M. le professeur Depaul, dans une de ses leçons cliniques (13 février 1879), enseigne qu'il ne faut jamais permettre à la nouvelle accouchée de se lever avant le quinzième ou le vingtième jour et encore à la condition que l'utérus soit revenu à son état normal, c'est-à-dire rentré dans l'excavation pelvienne. A son premier lever, vu son état

(1) Burdach, Traité de physiol. Trad. de l'allemand par Jourdan, t. IV, p. 384.

de faiblesse, la nouvelle accouchée restera hors du lit une heure environ qu'elle passera plutôt étendue qu'assise sur un canapé ou une chaise longue. Les jours suivants, elle se tiendra levée un peu plus longtemps, puis elle commencera à marcher dans son appartement en attendant que, grâce à ce régime d'exercices sagement mesurés, elle ait assez de forces pour exécuter sa première sortie au grand air.

Il en est de la première sortie comme du premier lever ; le moment ne peut en être déterminé à l'avance. Tout ce qu'on peut dire, c'est qu'elle devra être subordonnée à la saison et à l'état des forces de la malade Dans le cas où la malade après s'être promenée, verrait les lochies recommencer et très-abondantes et sanglantes, elle devrait prendre du repos pour faire disparaître cet écoulement. Hâtons-nous de dire que les fâcheuses conséquences d'une marche trop longue ou d'une sortie prématurée ne sont pas toujours aussi faciles à conjurer, d'autant plus qu'elles ne se révèlent pas toujours à la malade imprudente avec leur caractère de gravité. Nous avons à cet égard le témoignage de M. Depaul qui assure avoir rencontré souvent dans les hôpitaux, des femmes atteintes de phlébites, de métrites ou de descente de matrice qui ne devaient ces affections qu'à leur sortie prématurée de la Clinique, sortie exécutée contrairement à l'avis du médecin.

A quel moment cesse la puerpéralité ou la durée des couches ? On en fixe le terme à six semaines ou à deux mois. Après ce laps de temps, chez la femme qui n'allaite pas, on voit souvent réapparaître la menstruation, chez celles qui allaitent, cette fonction a lieu plus tard.

Mais pendant toute la durée de l'allaitement, la femme devra éviter les rapports conjugaux que Galien (1) proscrit en ces termes : « A venere omnino abstinere « jubeo omnes mulieres quæ pueros lactant ; nam et « menses viri consuetudine provocatur et lac odoris « gratiam in deterius mutat. Quim etiam aliquæ in « utero concipiunt quo nocentius puello ad huc lac « tanti nihil est. »

CHAPITRE V

Avant de terminer notre travail, nous avons jugé que ce ne serait pas sortir de notre sujet si nous traitions brièvement, non pas de toutes les complications qui peuvent survenir à la suite des couches, mais de quelques-unes d'entre elles, c'est-à-dire des plus fréquentes et des plus bénignes.

Métrorrhagies secondaires. — A l'exemple de la plupart des auteurs, nous considérons comme telles les hémorrhagies qui surviennent pendant la période des

(1) De sanitate tuenda, liber II.

suites de couches, à un temps plus ou moins éloigné de l'accouchement. Elles peuvent se montrer dès les premiers jours ou bien seulement au bout de 8, 15 et même 20 et 30 jours.

Les causes en sont multiples et on peut les classer de la façon suivante :

1° Arrêt de l'involution utérine.
2° Rétention de caillots et de portions de placenta.
3° Maladie de l'utérus.

Dans une quatrième classe, nous rangerons les causes tenant à des imprudences de la part de la femme, telles que marche prématurée, etc., ou à des émotions morales vives.

Dans une cinquième classe, nous ferons rentrer les états dyscrasiques du sang.

Nous ne parlons pas de l'inertie utérine primitive, parce que celle-ci doit toujours être présente à l'esprit de l'accoucheur et combattue par lui dès les premières heures de la délivrance. Mais il peut arriver que l'utérus commence à se contracter régulièrement et qu'ensuite, sous l'influence d'une cause quelconque, cette involution vienne à s'arrêter brusquement. Alors survient une hémorrhagie qui peut être grave, parce que souvent on ne s'en préoccupe pas assez et que d'ailleurs, la femme exténuée n'appelle pas l'attention de ce côté. Le traitement est facile dans ce cas, et la conduite à tenir ne diffère pas de celle qu'on tient dans les cas d'inertie primitive.

Pour ce qui est des hémorrhagies survenues sous l'influence de la rétention de caillots ou de portions de placenta dans la cavité utérine, il est évident que l'indication capitale sera d'enlever la cause, c'est-à-dire de déterger immédiatement l'utérus au moyen de lavages appropriés.

Les maladies de l'utérus traduisent souvent leur présence par les hémorrhagies secondaires. Il n'y a là rien de bien étonnant, puisque le même fait se produit en dehors de l'état puerpéral. C'est ainsi que l'on voit des hémorrhagies survenir pendant la période des suites de couches, parce qu'il existe des ulcérations du col, un néoplasme utérin, et surtout un déplacement de l'organe de la gestation. Aussi ne faudra-t-il pas négliger de rechercher cet ordre de causes et d'agir en conséquence. Ces hémorrhagies d'ailleurs, sont assez bénignes et elles ne doivent pas trop inquiéter le médecin.

Il existe une quatrième série de faits qui touchent plus spécialement à notre sujet, attendu que souvent, le médecin pourra les prévenir par ses conseils. On sait, en effet, que chez les nouvelles accouchées, l'utérus est très-sujet aux congestions et que les vaisseaux de la muqueuse sont très-fragiles. Cela explique aisément pourquoi on voit naître des hémorrhagies quelquefois très-sérieuses chez des femmes qui se sont levées trop tôt ou qui ont marché prématurément, ou encore chez celles qui ont eu trop tôt des rapports conjugaux. La règle à snivre dans ces cas est facile. On emploiera les moyens hémostatiques et surtout on se conformera aux préceptes de l'hygiène en faisant coucher les malades et en les soustrayant à toutes les influences fâcheuses.

Nous rattachons à cette catégorie de métrorrhagies faciles à éviter, celles qui ont pour cause la constipation et la rétention d'urine. Il nous reste maintenant à signaler les hémorrhagies qui naissent sous l'influence d'un état du sang. Les hémorrhagies primitives prédisposent aux hémorrhagies secondaires par suite d'un état d'appauvrissement des éléments solides du sang. L'albuminurie est dans le même cas. Enfin, il y a une dernière cause signalée par M. Hervieux, c'est l'empoisonnement puerpéral, c'est-à-dire un état particulier de débilité qui se rencontre assez fréquemment chez les femmes qui ont accouché dans les maternités.

Ces métrorrhagies nécessitent, outre l'emploi des moyens hémostatiques, l'administration d'un régime tonique qui seul mettra les malades à l'abri de nouveaux accidents.

Déchirures du périnée. — Comme nous avons eu soin de le dire en commençant ce chapitre, nous laisserons de côté les déchirures qui nécessiteraient une intervention chirurgicale pour ne nous occuper que de celles qui guériront, grâce à de simples soins hygiéniques. Dans cette catégorie sont les simples éraillures de la muqueuse, les déchirures peu étendues de la fourchette, enfin la plupart des déchirures centrales.

Les déchirures sont surtout fréquentes chez les primipares. Le docteur Bourgeot (1) a trouvé, sur six cents accouchements observés à l'hôpital Lariboisière, vingt-quatre déchirures du périnée, et, sur ce nombre, la plupart des malades étaient des primipares.

(1) Thèse de Paris, 1872.

D'un autre côté, un auteur allemand, Ol shausen, pense qu'il y a 15 cas sur 100 dans lesquels cette déchirure se produit. Cette proportion nous paraît trop forte. Il n'en est pas moins vrai de dire qu'il faut toujours être sur ses gardes et rechercher cette lésion chez les primipares surtout.

Les symptômes de cette lésion n'offrent rien de particulier. Ce sont des douleurs vulvaires semblables à celles que l'on observe à la suite de la plupart des accouchements. D'où il suit que l'inspection des parties est nécessaire pour constater cette lésion qui, dans les cas ordinaires, ne présente pas une grande gravité. Ce n'est guère que dans les Maternités, là où il y a de l'encombrement et aussi une influence épidémique, que l'on voit survenir de la gangrène des parties lésées. En dehors de ces cas, la guérison s'obtient facilement. On recommandera à la malade de tenir les cuisses rapprochées et au besoin on les lui maintiendra dans cette position à l'aide d'une serviette attachée autour d'elles. On se bornera ensuite à faire des lavages fréquents avec de l'eau simple ou additionnée de quelque substance antiseptique. Enfin, dans quelques cas où l'on verrait qu'il y a peu de tendance à la cicatrisation, on pourrait irriter les bords de la plaie à l'aide de quelques cautérisations légères au nitrate d'argent. Ces considérations s'appliquent au débridement des grandes lèvres que l'on aurait été obligé de faire pendant l'accouchement dans le but de prévenir une rupture du périnée.

Lésions mammaires. — Nous n'avons à nous occuper ici que des lésions du mamelon et des engorgements du sein, les abcès de cette glande nécessitant un traitement spécial. Les lésions du mamelon se rencontrent fréquemment. Ce sont des érosions, excoriations, gerçures, fissures et crevasses. Comme elles donnent lieu à des indications communes, nous les réunirons dans un même paragraphe.

Leurs causes sont nombreuses et dépendent de la mère ou de l'enfant. Du côté de la mère, nous signalerons la finesse du tégument, l'absence des soins de propreté, la mauvaise conformation du mamelon et aussi le retard apporté à la lactation.

L'enfant peut être une cause de lésion du mamelon par suite de l'existence d'aphthes ou de muguet dans la bouche; l'acidité de sa salive a été également signalée.

Ces affections ont toutes, pour symptôme commun, la douleur. Celle-ci peut être continue, mais le plus souvent elle n'apparaît qu'au moment de la succion, et alors elle est parfois si intense qu'elle arrache des cris à la mère et qu'elle peut donner naissance à des symptômes généraux plus ou moins sérieux. Le docteur Calvet, dans sa thèse (Paris, 1875), dit avoir remarqué que les lésions de la base du mamelon sont les plus douloureuses.

Dans bien de cas ces lésions guérissent spontanément; d'autres fois un traitement approprié les fera disparaître, mais il est néanmoins des cas assez nombreux dans lesquels on les voit donner naissance à des complications sérieuses telles que l'angioleucite et les abcès du sein. Le traitement est facile. Il consistera le plus souvent en lavages à l'eau froide après la succion, à l'aide d'une éponge fine ou d'un tissu usé, on enlèvera ainsi les causes d'irritation telles que le lait et la salive de l'enfant. Il faut également recommander à la femme de ne pas laisser ses seins exposés au froid après avoir donné à téter à son enfant. D'autres fois on sera obligé de recourir à une médication différente. On fera des lotions au vin sucré, des onctions au glycérolé d'amidon au beurre de cacao. On fera aussi usage pour éviter les tiraillements du mamelon de bouts de sein en baudruche ou en caoutchouc. Enfin s'il survient de la douleur on appliquera des cataplasmes de fécule. Cette pratique sera surtout indiquée dans les cas où il y aurait menace de terminaison par abcès.

L'engorgement du sein apparaît surtout au début de la période de lactation. Il est souvent une complication des lésions du mamelon, mais il se produit aussi sous l'influence d'autres causes. Le retard dans le début de la lactation, des tétées trop espacées le provoquent souvent. La glande dans ce cas peut prendre simplement une consistance grenue ou au contraire se gonfler uniformément. La malade éprouvera tantôt un peu de gêne et de tension du côté du sein, tantôt de véritables douleurs soit spontanées soit provoquées par la moindre pression.

Ordinairement cet état est sans gravité, mais pour peu qu'on le néglige il peut devenir le point de départ d'un véritable abcès. Cette terminaison sera évitée si on a soin de faire disparaître les causes de l'engorgement. C'est ainsi qu'en rapprochant les tétées, en traitant les lésions du mamelon, en soutenant les seins, en appliquant des lotions émollientes et enfin en prescrivant le repos on arrivera à obtenir la guérison. Des moyens plus énergiques peuvent être nécessités par les circonstances. Il faudra alors évacuer le lait à l'aide de succions artificielles (téterelle de Tier, etc.) ou bien encore obvier à une inflammation imminente par des moyens antiphlogistiques, peut-être même recourir à une saignée locale ou générale. Enfin le symptôme douleur sera efficacement combattu dans certains cas par des onctions belladonées ou des cataplasmes laudanisés.

Paris. — A. PARENT, imp. de la Faculté de Médecine, r. M.-le-Prince, 29-31.